AF336795

PUBLICATIONS DU *PROGRÈS MÉDICAL*

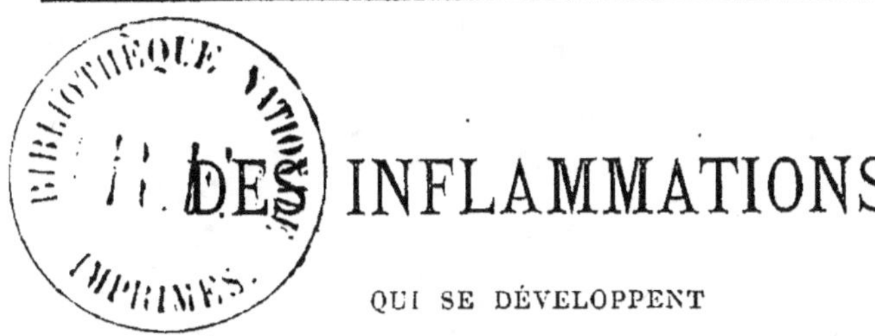

DES INFLAMMATIONS

QUI SE DÉVELOPPENT

AU VOISINAGE DE L'UTÉRUS

CONSIDÉRÉES

SURTOUT DANS LEURS FORMES BÉNIGNES

PAR

Le Dr DE SINÉTY

PARIS

AUX BUREAUX DU
PROGRÈS MÉDICAL
6, rue des Écoles, 6.

A. DELAHAYE & E. LECROSNIER
ÉDITEURS
Place de l'École de Médecine.

1882

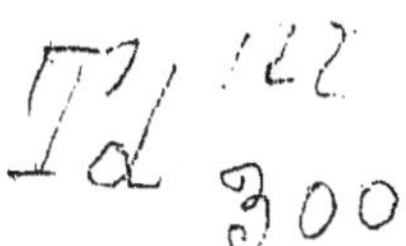

DES INFLAMMATIONS

QUI SE DÉVELOPPENT

AU VOISINAGE DE L'UTÉRUS

CONSIDÉRÉES

SURTOUT DANS LEURS FORMES BÉNIGNES

La fréquence des lésions inflammatoires, développées au voisinage de l'utérus, est un fait qui ressort de l'observation journalière de tous les gynécologistes.

Depuis longtemps, l'attention a été attirée sur cette catégorie d'affections, dont on a étudié, d'abord, les cas les plus graves et les plus frappants. Déjà, au siècle dernier et au commencement du nôtre, des chirurgiens et des accoucheurs en avaient signalé un certain nombre. Ces observations, éparses dans différents recueils, furent réunies et considérées à un point de vue d'ensemble, il y a une quarantaine d'années, par plusieurs auteurs, parmi lesquels nous rappellerons les noms de Grisolle et de M. Bourdon (1).

Il est inutile de revenir sur les nombreuses discussions

---

(1) Voyez pour la bibliographie de cette question, notre *Traité de gynécologie.*

auxquelles a donné lieu la détermination du siège exact
de ces lésions inflammatoires, plus ou moins étendues
et plus ou moins volumineuses. Les uns avec MM. No-
nat et Gallard les plaçaient dans le tissu conjonctif;
d'autres, avec M. Bernutz, les localisaient dans la séreuse. Enfin, depuis peu d'années, le rôle attribué, par
quelques cliniciens, au système lymphatique, dans la
pahogénie de ce groupe morbide, est venu apporter un
trait d'union entre ces deux affections, sur lesquelles on
a tant discuté, le phlegmon péri-utérin et la pelvi-péritonite. Au nombre de ces derniers observateurs, on remarque surtout, MM. Lucas Championnière, Guéneau
de Mussy, Siredey, Alph. Guérin, Martineau, et quelques-
uns de leurs éléves, qui ont développé, dans plusieurs
thèses, les idées et les faits étudiés sous la direction de
leurs maîtres.

Malgré tous ces travaux, la question des inflammations circum-utérines présente, encore, bien des points
à élucider, et peut fournir un vaste champ de recherches aux générations à venir. Fréquemment, en face d'un
cas de ce genre, on est embarrassé pour préciser exactement le siège de la lésion, soit dans le tissu conjonctif
sous-péritonéal, soit dans la séreuse elle-même. Nous
croyons, cependant, que cette précision du diagnostic
a une grande importance, relativement au pronostic et
au traitement, et ne constitue pas une simple curiosité
anatomique.

Dans les cas très intenses, dans ceux, par consé-
quent, pour lesquels on a pu être éclairé par l'au-
topsie, presque tous les tissus étaient malades, aussi bien
le tissu connectif que la cavité séreuse, et que tout le
système lymphatique, vaisseaux et ganglions. C'est pour-
quoi, malgré les recherches anatomo-pathologiques, on a
continué à discuter. Dans la plupart des autopsies de ce
genre auxquelles nous avons assisté, ou dont nous avons
lu la description, on peut trouver des arguments en

faveur des trois théories qui ont régné, et qui règnent encore dans la science, relativement à la question qui nous occupe.

Mathews Duncan, dans un travail publié en 1869, a proposé de désigner sous le nom de *périmétrite*, l'inflammation du péritoine qui entoure l'utérus, et sous le nom de *paramétrite*, l'inflammation du tissu cellulaire qui est en connexion avec cet organe. Quelques auteurs ont remplacé cette dernière expression, par celle de pelvi-cellulite. Aujourd'hui, à l'étranger, aussi bien en Allemagne qu'en Angleterre, on a adopté les dénominations proposées par Duncan, dénominations qui ont l'avantage de ne rien préjuger sur le siège précis des lésions, tout en permettant de différencier les principales variétés cliniques. Néanmoins, sachant combien il est souvent nuisible de chercher à réformer le langage médical, nous avons cru préférable, aussi bien dans notre enseignement que dans notre Traité de gynécologie, de conserver les anciennes expressions consacrées par une longue habitude, pelvi-péritonite et phlegmon du ligament large.

Cette classification nous parait encore insuffisante, car elle nous oblige à confondre, sous le nom de phlegmon du ligament large, toutes les inflammations conjonctives situées dans cette région, malgré les différences considérables qui existent, entre certaines formes cliniques dépendant de ces lésions. Aussi, malgré l'éloignement que nous professons, d'ordinaire, pour les divisions exagérées et l'abus des classifications, nous croyons après l'étude bien réfléchie d'un grand nombre de faits, qu'il est préférable, pour la facilité de la compréhension et de la description, de ranger les inflammations qui se développent au voisinage de l'utérus, en trois groupes principaux :

L'inflammation du péritoine ou pelvi-péritonite ; l'inflammation ou phlegmon du ligament large ; l'inflammation circum-utérine proprement dite (1).

La fréquence de cette dernière variété, relativement aux deux autres, est difficile à déterminer, la plupart des auteurs les ayant décrites sous un même nom (2). En outre, parfois, les trois types cliniques se trouvent réunis. Nos recherches personnelles nous ont amené à considérer l'inflammation circum-utérine, comme la forme la plus commune. Le milieu dans lequel on observe a, encore ici, son influence, relativement à ce degré de fréquence. Dans la pratique nosocomiale, on voit, principalement, des cas relatifs aux deux premières variétés. Leur gravité plus considérable, et l'intensité des symptômes qui les accompagnent, forcent les malades à entrer à l'hôpital. Tandis que les lésions, limitées au tissu conjonctif qui entoure immédiatement l'utérus, n'entraînent, le plus souvent, que des manifestations morbides plus minimes ; assez accusées pour que la femme aille demander les conseils de son médecin, elles ne nécessitent pas pourtant, la plupart du temps au moins, le séjour dans un service hospitalier. Aussi, pour bien connaitre toutes les variétés cliniques de l'affection qui fait l'objet de cette étude, ne suffit-il pas de les étudier chez les sujets occupant un lit d'hôpital, il faut, en outre, les observer sur des malades de la clientèle privée. Cette remarque ne s'applique pas seulement à notre sujet, et nous pourrions en trouver de nombreux exemples dans d'autres branches de la pathologie humaine.

Pour permettre de mieux comprendre ce que nous dé-

---

(1) Nous employons l'expression circum-utérine, au lieu de celle de péri-utérine adoptée par beaucoup d'auteurs, la première nous paraissant plus conforme aux lois de l'étymologie,

(2) M. Martineau a adopté à peu près cette division en décrivant séparément l'adénolymphite, l'adéno-phlegmon péri-utérin ou du ligament large, et l'adéno-pelvipéritonite.

signons sous le nom d'inflammation circum-utérine, il est utile de rappeler les dispositions anatomiques de cette région. Sur des coupes du bassin, pratiquées après congélation, on peut étudier cette disposition d'une façon plus exacte qu'on ne le faisait autrefois au moyen de simples dissections sur des pièces non congelées.

La couche péritonéale, qui revêt le fond et la moitié supérieure de l'utérus, est tellement adhérente au tissu utérin lui-même, qu'on ne peut pas les séparer, malgré la dissection la plus attentive. Arrivée un peu au-dessus de l'isthme, la séreuse s'éloigne de l'organe utérin. En avant, elle se porte vers la vessie, en formant le cul-de-sac péritonéal antérieur. Il y a donc, entre la séreuse et l'insertion du vagin sur le col, c'est-à-dire entre le cul-de-sac péritonéal et le cul-de-sac vaginal antérieur, une assez grande étendue constituée par du tissu conjonctif lâche, très peu riche en graisse, que l'on désigne sous le nom d'*espace conjonctif sous-péritonéal anté-rieur*.

En arrière, à peu près à la même hauteur, le péritoine s'éloigne également de l'utérus pour tapisser une masse conjonctive assez volumineuse, (repli semi-lunaire de Douglas), et descendre, ensuite, au delà du niveau du museau de tanche, en doublant la paroi vaginale, dans une étendue, variable selon les sujets, mais qui est de 2 centimètres en moyenne. De là, la séreuse se porte de nouveau en haut et en arrière, en formant le cul-de-sac péritonéal postérieur (cul-de-sac de Douglas). Sur les côtés, le péritoine est moins intimement lié à la moitié supérieure de l'utérus, qu'il ne l'est en avant et en arrière. Il s'en éloigne de plus en plus à la partie moyenne, pour former les deux feuillets du ligament large et ses trois ailerons, qui contiennent, d'arrière en avant, l'ovaire, la trompe et le ligament rond. Il existe, donc, sur les côtés de l'utérus, un grand espace conjonctif sous-péritonéal, riche en lymphatiques et en vaisseaux sanguins. Ce tissu conjonctif se continue directement avec celui du bassin. Si nous jetons un coup d'œil d'ensemble sur la disposition anatomique dont nous venons de résumer les principaux points, nous voyons, qu'il y a à partir de l'isthme, tout autour de la matrice, une couche de tissu conjonctif lâche, très vasculaire, qui peut être dans ses différentes régions le siège de lésions inflammatoires. Si celles-ci sont situées en avant, on a le phlegmon anté-utérin, en arrière, le rétro-utérin. Enfin, sur les côtés, si l'inflammation se limite au voisinage de l'organe (ce qui est le cas le plus fréquent) on observe à peu près les mêmes phénomènes que lorsqu'elle siège en avant ou en arrière (1). Si, au contraire, elle envahit un grand espace et se propage plus ou moins loin, on a le type clinique désigné sous le nom de phlegmon du ligament large. Dans cette forme, l'inflammation gagnant parfois des régions encore plus éloignées de son point de départ, donne lieu à ces vastes suppurations si longues à guérir, et dont la mort est, quelquefois, la conséquence. Au contraire, la phlegmasie, limitée au tissu conjonctif voisin de l'utérus, amène, le plus ordinairement, peu de réaction, et passe même inaperçue, faute d'un examen suffisant, si elle n'occupe qu'une faible étendue.

C'est de cette variété, relativement bénigne, dont nous traiterons surtout ici. Déjà, d'autres auteurs, avec M. Lucas Championnière, ont signalé, à la suite des couches, la fréquence de points douloureux dans le voisinage de l'utérus, disparaissant en peu de jours, et attribués, par eux, à des lymphangites. Ces points douloureux, s'accompagnant d'une tuméfaction plus ou moins considérable, s'observent aussi, fréquemment, en dehors de toute influence puerpérale. Pour

---

(1) On peut reproduire expérimentalement ces diverses tumeurs sur le cadavre en injectant un liquide dans telle ou telle région du tissu conjonctif circum-utérin.

quelques-uns même, en particulier pour M. Martineau, les lésions des lymphatiques seraient un phénomène à peu près constant, dans les diverses formes de métrite. Si l'on n'est pas prévenu de cette fréquence, et de la bénignité relative d'un grand nombre de ces cas, on est disposé à porter un pronostic beaucoup trop sombre, que la suite ne vient pas justifier. Dans les livres classiques, on assigne, ordinairement, à l'ensemble des affections réunies sous le nom d'inflammations péri-utérines, une durée considérable. La plupart des descriptions se rapportent aux cas graves, à ceux que l'on observe dans les services hospitaliers, par les raisons que nous avons précédemment exposées. Tandis qu'on n'a pas assez insisté, selon nous, sur les cas bénins ou de moyenne intensité, qui sont les plus fréquents dans la pratique courante.

Le résumé d'une des observations que nous avons recueillies sur ce sujet, depuis quelques années, fera mieux comprendre qu'une description didactique, la physionomie de cette variété de phlegmasie circum-utérine.

Mme X..., américaine, âgée de 19 ans, s'est mariée il y a un an. Sa santé n'avait présenté aucune altération jusqu'à cette époque. La menstruation ayant débuté à 12 ans, s'était toujours montrée normale. Immédiatement après le mariage, les jeunes époux se mirent en route pour l'Europe. C'est à ce moment que la malade commença à accuser quelques douleurs, coïncidant avec une leucorrhée abondante. Un médecin consulté alors conseilla des scarifications du col, des pansements glycérinés et une saison à Luchon. Malgré ce traitement, les douleurs abdominales s'accentuaient de plus en plus. Les périodes menstruelles devenaient irrégulières et s'accompagnaient de violentes coliques. Tantôt l'écoulement de sang était considérable, tantôt, au contraire, presque nul. C'est à la suite des dernières règles, qui n'avaient duré que deux jours, et avaient été exceptionnellement douloureuses, que nous fûmes appelé auprès de Mme X..., le 20 novembre 1880. Malgré un peu de pâleur des téguments, l'aspect de la malade est bon. Elle se plaint de souffrances presque continuelles dans le ventre et dans la région lombaire. Le moindre

exercice la fatigue, quoique,cependant, elle *ne soit jamais
complètement arrêtée,et continue à sortir à peu près tous
les jours.* L'exploration locale donne les résultats suivants.
Le palper, nullement douloureux, ne fournit, à lui
seul, aucun renseignement. En recourant au toucher, on
constate, d'abord, une augmentation de la température du
vagin. Le col, un peu volumineux pour une nullipare de
19 ans, n'est pas sensible à la pression, et de consistance
normale. L'utérus est mobile et les mouvements communi-
qués n'excitent pas de plaintes chez la malade. Dans le cul-
de-sac postérieur, il existe un peu d'empâtement et de sensibilité. Mais la lésion dominante consiste en une tumeur.
du volume d'une grosse mandarine, irrégulièrement ar-
rondie, immobile, douloureuse à la pression, faisant saillie
dans le cul-de-sac antérieur, en avant et un peu à droite
de l'utérus, dont elle est indépendante. Le siège et les ca-
ractères de cette masse inflammatoire, nous font admettre
qu'elle est située dans l'espace conjonctif sous-péritonéal
antérieur. A l'examen au spéculum, on ne trouve, ni chan-
gement de coloration, ni érosions, ni ulcérations du col.
Traitement : bains de tilleul, avec introduction d'un petit
spéculum pendant toute la durée du bain. Dans l'intervalle des bains, pansements avec des suppositoires vaginaux contenant 0,20 centigr. d'extrait d'opium, et 0,30
centigr. d'iodure de potassium ; enfin, badigeonnages des
parois abdominales avec la teinture d'iode. A partir du
29, nous appliquons tous les deux jours, pendant dix à
quinze minutes, des courants induits faibles, un pôle
étant placé sur la tumeur vaginale et l'autre sur les parois
abdominales. En même temps, nous pratiquons un léger
massage de la tumeur.

Le 11 *décembre*, pendant l'époque cataméniale, la malade s'étant fatiguée et n'ayant pas gardé le lit, comme
nous le lui avions conseillé, est prise de douleurs très
vives, sans fièvre ni vomissements. A ce moment, le palper est légèrement douloureux à gauche. La sensibilité est
très grande au toucher, tout autour de l'utérus, la tumeur
a augmenté de volume. (Repos au lit, cataplasmes opiacés
sur le ventre et lavements au chloral.)

Le 14, l'état s'est beaucoup amélioré, le toucher est
moins douloureux, la tumeur a considérablement dimi-
nué.

Le 17, l'amélioration s'est accentuée de plus en plus, et
Mme X... n'a pas quitté sa chaise longue.

Les règles qui avaient cessé le 14, après avoir duré sept

jours, abondantes, s'accompagnant de caillots, ont reparu le 15 et le 16. Le 17, on constate encore l'écoulement d'un peu de sang. Malgré la diminution de la sensibilité au toucher, nous n'appliquons pas d'électricité ce jour-là. (Huile de foie de morue 2 cuillères par jour au moment du repas, pansements vaginaux avec des tampons imbibés de glycérine iodurée).

Le 20, l'état est satisfaisant; nouvelles applications d'électricité.

· Le 22, la malade est reprise de douleurs violentes, accompagnées de nausées, qui l'effraient beaucoup, ainsi que son entourage. Température normale, ballonnement du ventre, tympanisme. Nous apprenons que malgré l'usage quotidien des lavements, il n'y a pas eu de selles depuis plusieurs jours. L'absence de fièvre, et le peu de gravité apparente de l'état général, nous font considérer cette crise comme uniquement due à la constipation et à la présence de gaz dans l'intestin. Cette hypothèse est confirmée le lendemain, car tout a disparu, grâce à l'administration de 30 grammes d'huile de ricin. Le traitement par le massage et l'électricité est continué jusqu'au 3 janvier. A cette date, l'amélioration est telle, que Mme X... peut reprendre ses habitudes d'activité ordinaires. L'examen local nous permet de constater que la sensibilité dans les culs de sac a disparu. Il ne reste plus de la tumeur inflammatoire observée au début, que deux petits nodules indurés, gros à peine comme une noisette. Pour compléter la guérison, au point de vue de l'état général, la malade est soumise à un traitement hydrothérapique, pendant plusieurs semaines. Le 14 mars, nous pouvons nous assurer que Mme X... est en parfait état de santé, et ne conserve aucune trace des lésions qu'elle présentait il y a quelques mois, nous avons su depuis, que la guérison s'était maintenue d'une façon aussi satisfaisante que possible.

Cette observation nous paraît intéressante à plusieurs points de vue. En effet, dans ce cas-ci, l'utérus était mobile et à peu près sain, au moins au moment de notre examen. La malade a pu un peu marcher pendant toute la durée du traitement, à l'exception des époques cataméniales, pendant lesquelles on doit conseiller le repos complet. (C'est là une règle générale pour toutes les inflammations circum-utérines, quelle que soit la variété à laquelle on ait affaire.) Enfin, il n'y a eu, à aucun moment, ni fièvre ni vomissements, et la guérison complète a été obtenue dans un espace de temps relativement court. Quant aux crises douloureuses, assez intenses, mais de peu de durée, qui se sont présentées dans le courant de la maladie, elles étaient imputables à la constipation, dont le rôle est si important en gynécologie (1).

En résumé, nous n'avons ici, ni les signes, ni la marche de la pelvi-péritonite, encore bien moins du phlegmon du ligament large, ce qui nous faisait dire, au début de ce travail, que ces deux divisions étaient insuffisantes. Considérer cette observation comme un cas d'adénite péri-utérine, ne nous semble pas, non plus, en rapport avec les faits. Le siège de la lésion était bien au voisinage du ganglion décrit par Cruveilhier et par M. Alph. Guérin. Mais, un ganglion, sous l'influence d'un processus phlegmasique, quelque actif qu'on le suppose, n'atteint pas des dimensions aussi considérables que celles que nous avons constatées dans ce cas-ci. Au moins, faudrait-il admettre, que, si un ganglion lymphatique était en cause, le tissu conjonctif de la région prenait la plus grande part à la formation de la masse inflammatoire.

Chez d'autres sujets, on voit des tumeurs de ce genre disparaître encore plus promptement, au point, que, si le résultat des explorations quotidiennes n'avait pas été noté exactement, on croirait presque avoir été le jouet d'une illusion. Nous avons éprouvé cette impression, la première fois qu'un fait de ce genre s'est présenté à nous. Mais toute indécision a disparu, à mesure que les observations de cette nature se sont multipliées.

Nous comparerions volontiers ce qui se passe ici, à ce

---

(1) Voir, à ce sujet, les intéressantes observations citées par M. de Christoforis Malachia, (Malattie della donna; Milan 1881) qui consacre un chapitre entier de son traité à cette question.

qu'on rencontre, journellement, dans d'autres régions
riches en tissu conjonctif lâche. C'est ainsi, par exem-
ple, qu'une fluxion consécutive à une carie dentaire
amène une tuméfaction considérable de la joue, dont on
ne trouve, souvent, plus de traces, au bout de 48 heures.
Dans ces conditions, les ganglions du voisinage subis-
sent, fréquemment, l'influence de l'état phlegmasique,
mais leur rôle n'est que secondaire, *le gonflement
étant principalement dû à une sorte d'œdème inflammatoire du tissu conjonctif.*

Nous croyons pouvoir tirer de ces faits quelques con-
clusions pratiques, relativement au diagnostic et au pronostic des inflammations circum-utérines. Au point de
vue du diagnostic, le problème principal à résoudre,
consiste dans la détermination précise du siège de la lésion. Cette détermination est-elle possible; en d'autres
termes, peut-on différencier les cas où le tissu conjonctif est seul intéressé, de ceux où c'est le péritoine qui est
en cause? On doit répondre affirmativement, au moins pour
un grand nombre de malades; surtout si on les a vu
dès le début de leur affection. L'inflammation conjonctive
simple n'amène pas de vomissements, le faciès n'est pas
altéré. Le palper est, généralement, bien supporté, et on
ne provoque de la douleur par le toucher, que sur le
point, ou sur les points, où on trouve, soit de l'empâtement, soit une tumeur plus ou moins irrégulière et mal
limitée. L'utérus est mobile, et les mouvements com-
muniqués ne sont pas douloureux, quand on a affaire à
un cas non compliqué de métrite ou de pelvi-péritonite.

Le siège exact de la tuméfaction a également une
grande importance. En avant et sur les côtés de l'utérus,
si la tumeur est facilement accessible par le toucher et
non par le palper, c'est qu'on n'a pas affaire à de la pelvi-
péritonite. En arrière, le diagnostic par le siège seul est
plus difficile à préciser. Cependant, quand on trouve, au
niveau ou au-dessous de l'isthme, une induration circu-

laire, immédiatement appliquée contre l'utérus et paraissant fixée à l'organe lui-même, on doit en conclure que l'inflammation occupe le tissu conjonctif de cette région, sur la disposition duquel nous avons déjà suffisamment insisté.

Les signes que nous venons d'indiquer ne se rencontrent pas chez toutes les malades, par une raison bien simple, c'est que, chez un certain nombre d'entre elles, les deux ordres de lésions sont associées, et intéressent, simultanément, le tissu conjonctif et le péritoine pelvien.

Le *pronostic* des phlegmasies circum-utérines varie selon les points qu'elles ont envahis. En effet, les suites de ces inflammations, propagées au ligament large ou au péritoine, sont beaucoup plus graves, que si les lésions sont limitées au voisinage même de l'utérus, c'est-à-dire dans la variété de cas dont nous nous sommes surtout occupés dans ce travail.

Outre la question du siège de la lésion, deux considérations principales dominent toute l'histoire du pronostic : 1° La cause qui a été le point de départ de la maladie ; 2° Le terrain sur lequel cette cause agit, c'est-à-dire l'état antérieur et les dispositions particulières du sujet.

Relativement à la cause, la gravité dépend, surtout, de la nature des produits, ou corps étrangers, qui amènent l'inflammation. Nous savons, aujourd'hui, que tout corps étranger, introduit dans le tissu cellulaire, y provoque la formation du pus. Mais, celui-ci restera limité, se résorbera facilement, s'il est dû à l'action d'un corps inerte. Il tendra, au contraire, à s'étendre, et sa résorbtion sera bien plus lente, s'il dépend de la prolifération du vibrion pyogénique ; surtout, d'après les recherches de M. Pasteur, si le vibrion septique est associé au vibrion pyogénique (1). Les cas graves et parfois mortels, où le phlegmon, débutant par le voisinage de l'utérus, gagne le ligament large, et même la fosse iliaque, sont, le plus souvent, dus à la septicémie. Aussi, ne les rencontre-t-on guère, qu'à la suite d'une perte de substance, permettant l'introduction des germes morbides ; que cette porte ouverte résulte d'un accouchement, ou d'opérations entreprises sans toute la prudence voulue. De là, s'impose, dans toute opération pratiquée sur les organes génitaux, la nécessité de s'entourer des précautions les plus minutieuses, pour empêcher la pénétration des microbes dans l'organisme, et écarter, ainsi, ces accidents si sérieux auxquels nous venons de faire allusion.

Quant à la question de terrain, c'est, surtout, chez les femmes affaiblies, mal nourries, que ces affections ont de la tendance à s'aggraver. Chez les sujets scrofuleux ou lymphatiques, les inflammations circum-utérines sont, toutes choses égales d'ailleurs, beaucoup plus longues à disparaître, et présentent une grande tendance à récidiver. On sait combien les tempéraments lymphatiques prédisposent aux suppurations et aux inflammations à marche lente et chronique. En outre, selon l'état général de l'individu, les germes morbides, les microbes, trouvent un terrain plus ou moins favorable à leur développement et à leur multiplication, d'où le plus ou moins de gravité des phénomènes pathologiques qu'entraîne leur présence dans l'économie.

Traitement.—La forme, relativement bénigne, d'inflammation circum-utérine, qui a fait le principal sujet de cette étude, guérit, souvent, en fort peu de temps, sous l'influence du repos et des bains. Si les malades accusent des douleurs atteignant une certaine acuité, on doit recourir aux lavements de chloral, renouvelés 2 à 3 fois

(1) Voir, à ce sujet, la *Revue des sciences médicales*, 1881, t. 18 p. 344.

dans les 24 heures, en ayant soin de n'étendre la dose du médicament que d'une très petite quantité de véhicule, de façon à ce qu'il puisse être gardé dans l'intestin (1). Si l'administration du chloral, en lavement, ne suffisait pas à calmer les douleurs, on lui associerait les injections hypodermiques de chlorhydrate de morphine. Enfin, il est très important de tenir le ventre libre, à l'aide de laxatifs ou de purgatifs légers.

Plus tard, si la tuméfaction persiste après la disparition des phénomènes d'acuité, l'iodure de potassium, à petite dose, l'huile de foie de morue, trouveront leurs indications. En même temps, on remplacera les bains calmants par des bains alcalins iodurés (2), en conseillant aux malades d'introduire un petit spéculum approprié, pendant toute la durée du bain, afin que le liquide pénètre dans le vagin, et soit mis en contact direct avec les culs-de-sac et le col utérin lui-même. Dans l'intervalle des bains, on ordonnera des pansements avec la glycérine iodurée. Quand la douleur à la pression se sera suffisamment atténuée, il sera bon d'ajouter à ces divers moyens, le massage et l'électricité appliqués localement, sans jamais oublier les services que peuvent rendre, dans la plupart des maladies de la femme, et, en particulier, dans le groupe de celles dont nous nous occupons ici, l'usage de l'hydrothérapie et des cures thermales bien dirigées.

---

(1) Eau 80 grammes, hydrate de chloral 2 grammes, jaune d'œuf n° 1 pour un lavement.

(2) 100 à 150 grammes de sous-carbonate de soude et 20 grammes d'iodure de potassium pour chaque bain.

www.ingramcontent.com/pod-product-compliance
Lightning Source LLC
LaVergne TN
LVHW010057060726

842524LV00006B/2239